DE LA TRANSMISSION

DE

LA DIPHTÉRIE

PAR

D'ANCIENS DIPHTÉRITIQUES

Plusieurs Semaines, Plusieurs Mois après leur Guérison

MOYENS PRATIQUES

de se mettre à l'abri de cette contamination

prolongée

Conférence faite à la Société de Secours mutuels de Neuville-sur-Saône, le 9 Avril 1905

PAR

M. le Docteur Henri RONDET

Médecin des Épidémies du canton de Neuville-sur-Saône

LYON

ASSOCIATION TYPOGRAPHIQUE

F. PLAN, rue de la Barre, 12.

1905

DE LA TRANSMISSION

DE

LA DIPHTÉRIE

PAR

D'ANCIENS DIPHTÉRITIQUES

Plusieurs Semaines, Plusieurs Mois après leur Guérison

MOYENS PRATIQUES

de se mettre à l'abri de cette contamination
prolongée

Conférence faite à la Société de Secours mutuels
de Neuville-sur-Saône, le 9 Avril 1905.

PAR

M. le Docteur Henri RONDET

Médecin des Épidémies du canton de Neuville-sur-Saône

LYON

ASSOCIATION TYPOGRAPHIQUE

F. PLAN, rue de la Barre, 12.

—

1905

DE LA TRANSMISSION

DE

LA DIPHTÉRIE

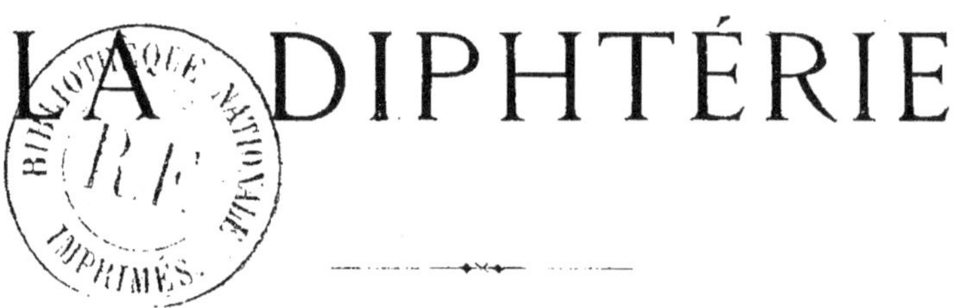

Dans le cours de l'épidémie de diphtérie que nous venons de traverser, j'ai pris, Messieurs, quelques mesures préservatrices.

Au nom de l'hygiène, j'ai tenu éloignés des écoles et des ateliers, des enfants et des jeunes gens, par crainte de contagion.

Et cependant, ces enfants, ces jeunes gens n'avaient présenté aucune trace apparente de diphtérie, pas la plus petite angine.

Les parents firent des objections, quelques-uns se livrèrent même à des récriminations qui paraissaient justifiées, car la mesure prise à l'égard de leurs enfants revêtait un caractère d'arbitraire intolérable dans ce pays de liberté qu'est le notre, intolérable pour une population où domine l'esprit de justice qui est dans le fond du cœur de notre race.

Je m'étais bien rendu compte de l'émoi que j'allais provoquer et je m'étais dit que je devais des explications à la Municipalité dont j'avais réclamé le concours, aux chefs d'industrie et aux familles lésés.

De là, l'idée, la nécessité de cette conférence.

Je vous remercie d'être venus en si grand nombre.

Je remercie le bureau de la Société de Secours mutuels de Neuville (1), d'avoir bien voulu prendre sous son patronage le conférencier qui n'oublie pas que trente-huit ans de relations quotidiennes et la fidélité que lui témoignent un grand nombre de ses membres lui créent des devoirs.

Je remercie, M. Em. Guimet, d'avoir bien voulu prendre la présidence de cette réunion, à peine revenu d'un voyage fatigant.

Je remercie les chefs d'industrie de m'honorer de leur présence et donner ainsi plus d'autorité à ma parole.

Je vais avoir à vous entretenir, Messieurs, de la diphtérie et de sa prophylaxie, c'est-à-dire des moyens de la prévenir et de s'opposer à sa propagation.

Mais pour bien être compris, j'ai besoin d'entrer dans quelques détails sur cette maladie

Vous m'entendrez parler d'écouvillon et de culture. Ceci demande un mot d'explication.

L'écouvillon est un petit tampon de lin ou de coton stérilisé fixé à l'extrémité d'une tige métallique et enfermé dans un tube stérilisé, lui-même.

(La stérilisation est l'opération par laquelle on détruit les germes).

Ce petit appareil est destiné à être promené sur les surfaces suspectes de diphtérie, arrière-gorge ou fosses nasales.

Par le frottement on le charge des mucosités de ces cavités.

L'écouvillon est ensuite remis au bactériologiste qui ensemence ces mucosités sur du sérum de cheval coagulé à une température convenable.

---

(1) La Société de Secours mutuels de Neuville, fut fondée par les ouvriers de cette ville, en 1822, sous la désignation impropre de *Société de Bienfaisance*. Ils faisaient de la mutualité sans le savoir.

C'est ce qu'on appelle faire une culture.

Dans ce milieu propice, les germes se multiplient rapidement et leur examen au microscope permet de se prononcer sur la nature de la maladie.

Vous savez tous que la diphtérie est en effet une affection qui se localise plus spécialement dans les cavités buccales et nasales, et qu'elle se trahit par des fausses membranes qui, de là, peuvent envahir le larynx et produire le croup. Après la chute des fausses membranes tout danger n'est pas fatalement disparu. Souvent plusieurs mois après il persiste de la paralysie du voile du palais et·quelquefois des paralysies des membres.

Cette maladie se présente souvent sous forme épidémique.

Jusqu'à ces dernières années, le mode de propagation de la diphtérie avait échappé aux observateurs, on la savait contagieuse, mais comment?

Dans quelles conditions se transmettait-elle ?

Diverses théories avaient cours et l'une des plus récentes est celle qui attribuait la propagation de la diphtérie des oiseaux à l'homme.

D'après cette théorie, les germes de la diphtérie aviaire se cultivaient dans les fumiers des poulaillers et des basses-cours et dans les boues des villes souillées par les déjections des pigeons.

De là, la diphtérie se propageait à l'homme.

Médecin de campagne, il m'avait été donné d'observer plusieurs épidémies de diphtérie dans de grands poulaillers de fermes bressanes, et je n'avais jamais vu qu'elles fussent le point de départ d'une épidémie chez l'homme.

Je me tenais en garde contre cette étiologie.

Dans l'épidémie que j'ai observée en 1892 et que j'ai publiée dans le *Lyon Médical*, j'eus l'occasion d'observer quelques cas des plus suggestifs à ce point de vue.

Ce sont ceux qui évoluèrent dans la famille de l'entrepreneur du balayage de la ville, famille qui avait pu vivre six années sans inconvénient au milieu des poussières des immondices de la ville où les pigeons ne manquent pas et

— 4 —

qui contractait la diphtérie après quelques instants de contact avec des convalescents de cette maladie.

Le Docteur Bard, Professeur des Facultés de Lyon et de Genève, en étudiant une épidémie de diphtérie qui sévit à Oullins, il y a seize ou dix sept ans et qui dura trois années, arriva à cette conclusion que je vous ai fait entrevoir, que la diphtérie se propage par les convalescents et par les cas légers.

En 1892, j'eus l'occasion d'observer, à Neuville, une épidémie de ce terrible mal. Il y eut 20 cas et 6 décès.

Mon attention étant éveillée par les travaux du Docteur Bard, je résolus de les contrôler par l'observation et la critique de tous les faits qui se produiraient.

L'épidémie terminée (elle avait duré six mois), trois fois au contact d'un convalescent, j'avais vu renaître l'épidémie que chaque fois l'on croyait éteinte, et dans chaque groupe nouveau de malades, nous avons eu à déplorer un ou deux décès.

Les faits soumis à une sévère critique, j'étais obligé de conclure, comme Bard, qu'il fallait incriminer les cas légers et les convalescents.

L'épidémie avait débuté par une angine légère et je lis dans la relation que je publiai en 1892 :

« Un des points intéressants à noter est ce réveil de
« l'épidémie coïncidant avec la rentrée d'un convalescent,
« deux mois après le début de la maladie.

. . . .

« Quand on voit un enfant que l'on considère comme
« guéri depuis longtemps réveiller une épidémie éteinte,
« on comprend combien il est difficile, dans les cas isolés,
« de remonter au cas initial.

. . . .

« Cette étude m'a complètement rallié à la théorie de la
« contagion directe ; elle me démontre en outre que la
« diphtérie se propage par l'intermédiaire des cas légers et
« des convalescents dont on ne s'était guère soucié avant
« que M. le Docteur Bard ait attiré sur eux l'attention du
« monde médical, dans son travail sur l'épidémie d'Oullins.

« Ces données nouvelles, quand elles seront acceptées
« par les médecins, feront plus pour la prophylaxie de la
« diphtérie que la désinfection des locaux des malades et
« l'isolement des poulaillers. »

Dans le cours de cette épidémie, il y a quinze ans, je fis
une conférence aux instituteurs et j'eus, comme aujour-
d'hui, dans la lutte contre la diphtérie, la satisfaction de
m'en faire des collaborateurs.

Je tiens ici à les remercier.

Depuis cette époque, l'étude des épidémies que j'ai obser-
vées m'a confirmé dans ces idées.

Ce fut d'abord celle de Curis, qui venait de Poleymieux,
où elle avait été importée par un jeune militaire guéri et
envoyé prématurément en congé. Elle dura trois ans.

Ce fut, grâce aussi à une convalescente, qu'elle gagna
Neuville où elle continua ses ravages.

Nous comptons 14 cas en 1902, 2 cas en 1903, de nouveau 5 cas en 1904 et elle est à peine éteinte en mars 1905.

A Saint-Germain, elle a duré deux ans.

Elle a reparu au début de l'année à Poleymieux.

Il semble bien qu'elle est endémique dans notre région.

D'ailleurs, quand nos germes sont épuisés, nos relations
fréquentes avec Lyon nous permettent de renouveler facil-
lement nos provisions de bacilles.

Dans ces diverses épidémies j'eus maintes fois l'occasion
de constater le retour inopiné de la maladie au contact d'un
convalescent.

Dans les premières de ces épidémies, nous n'avions pour
nous guider que l'observation clinique. Mais depuis on a
appliqué à l'étude de la diphtérie l'observation bactériologique et dans des mains expertes, ces moyens nouveaux
d'investigation sont venus confirmer les données de la
clinique.

J'eus, lors de l'épidémie de Saint-Germain, l'occasion de
les utiliser et la lumière que la bactériologie projeta sur
la marche de l'épidémie mérite de nous arrêter.

Dans une famille de cinq enfants, un premier malade est envoyé à la Charité affecté d'une diphtérie confirmée par culture (1); il y reste deux mois, en sort guéri et rentre dans sa famille. Je note que pendant son absence rien d'anormal se s'était produit. Mais à peine est-il mis en contact avec les siens qu'un nouveau cas se révèle, une jeune sœur était atteinte. Il sautait aux yeux que le convalescent, au retour de la Charité, avait contaminé sa sœur. Je résolus d'en rechercher la démonstration bactériologique. J'écouvillonnai toute la famille et envoyai cinq écouvillons au laboratoire de bactériologie.

Je les avais désignés par les numéros 1, 2, 3, 4, 5.

La réponse de M. Mérieux, l'éminent bactério ogiste, ne se fit pas attendre. Le numéro afférent à l'enfant retour de la Charité m'était signalé comme présentant des bacilles de Löffler, forme longue, la forme la plus virulente, alors que les autres membres de la famille n'en présentaient pas.

L'isolement pendant deux mois n'avait donc pas été suffisant.

Dans le cours de mes observations antérieures, j'avais observé un cas nouveau de dipthérie contracté au contact d'une malade dont la maladie était terminée depuis cinq mois. Le cas est assez curieux pour être rapporté en détail.

Une jeune fille de Curis est soignée à la Charité pendant un mois; elle reste ensuite isolée à Curis un deuxième mois, après lequel elle vient à Neuville reprendre son travail.

Elle prend, chez sa sœur, son repas de midi et remonte le soir à Curis. Dans cette famille elle est en contact avec sa nièce qui est aussi sa filleule qu'elle aimait beaucoup, mais qu'elle se privait d'embrasser par crainte de la contagion.

Le jour de l'an survient, cinq mois se sont écoulés depuis

---

(1) Je dis confirmée par culture, car je dois ajouter qu'il est des angines pseudo-membraneuses qui simulent à s'y méprendre la dipthérie et qui cependant ne sont pas diphteriques. L'examen bacteriologique seul permet de faire le diagnostic.

sa guérison. Elle se croit autorisée à embrasser sa filleule et huit jours après la filleule avait des fausses membranes sur les amygdales, et l'examen bactériologique confirmait le diagnostic clinique.

Tous les malades dont je viens de vous entretenir présentaient des signes manifestes de diphtérie.

Eh bien ! Il y a des cas où le sujet, porteur de bacilles, a toutes les apparences de la santé, et d'autres ou un simple écoulement nasal met sur la voie du diagnostic.

Je veux à ce sujet vous citer un cas des plus intéressants, observé dans une de nos dernières épidémies régionales.

Je le tiens d'un jeune et très distingué médecin de Villefranche, bien connu à Neuville, M. le Docteur Hau.

Ce malade se présente à lui avec des signes de paralysie des membres inférieurs et la voie nazonnante si caractéristique de la diphtérie.

Interrogé à ce point de vue, le malade affirme n'avoir jamais eu le moindre mal de gorge, mais il ajoute que sa nièce était venue chez lui en convalescence de diphtérie et que quelques jours après il avait eu un léger rhume de cerveau, dont il ne pouvait guérir. Son nez laissait en effet écouler un peu de sérosité.

Le malade fut écouvillonné et, bien qu'il n'eut jamais eu ou accusé le moindre mal de gorge, il fut trouvé porteur de bacilles de Löffler.

Ainsi la clinique et la bactériologie témoignent parallèlement que la diphtérie se propage par les cas légers et aussi par les cas frustes et par les convalescents, quelques fois plusieurs mois après le début de la maladie, même sans que le porteur du terrible bacille ait présenté la moindre fausse membrane.

Voyons maintenant comment se fait la contagion.

Aujourd'hui tout le monde y croit, mais où les médecins diffèrent c'est dans le mode qu'elle emploie pour se produire.

Les uns estiment que l'air est le véhicule obligé. Et cette

croyance est bien faite pour terroriser les populations où règne la diphtérie.

Sous l'influence de cette idée, un village où se trouvent quelques cas de diphtérie, est vite mis en quarantaine et les maisons de campagne sont désertées.

Les autres, avec Bard et je suis du nombre, croient à la contagion directe et estiment que la diphtérie, pour se propager, demande un contact si direct qu'on peut presque le comparer à une inoculation.

Voilà pourquoi on l'observe surtout chez les jeunes sujets qui se parlent, comme on dit vulgairement, *dans le bec*, et qui ne cessent de se porter les doigts dans le nez et à la bouche, multipliant ainsi les moyens de dissémination.

Voilà pourquoi, c'est surtout dans les écoles maternelles qu'elle se montre le plus souvent et exerce le plus de ravages.

On s'explique ainsi la rareté de la diphtérie chez les médecins et dans le personnel infirmier des hôpitaux.

J'eus l'occasion, en janvier 1890, d'étudier une épidémie au noviciat des frères de Caluire d'où quelques cas avaient été envoyés à la Charité.

Dans une visite de tous les élèves que je fis au moment de la classe, je relevai quatre malades porteurs de fausses membranes et je remarquai qu'il n'y avait pas deux malades en classe à côté l'un de l'autre. Les malades pris dans des classes différentes étaient des amis intimes qui se retrouvaient en récréation, ou étaient voisins de dortoir.

Il s'agissait, je dois le dire, d'élèves déjà grands qui observaient en classe le silence exigé par la discipline.

Il n'en serait peut-être pas ainsi dans les classes maternelles.

A St-Germain, il m'a été donné d'observer l'explosion de treize cas survenus chez des enfants à la suite d'un bal de pompiers où les enfants seuls avaient été infectés, à l'encontre des grandes personnes restées indemnes. Ces faits ne témoignent ils pas du contact direct ? Les enfants s'amusaient entre eux, à côté et à travers les grandes personnes qui dansaient sans se soucier d'eux et celles-ci échappaient à la contagion.

Il semble bien résulter de cette observation que le bacille projeté par l'expiration, les rires ou la toux ne s'élève pas dans l'air, et tombe à terre ou sur les vêtements avec la salive qui le véhicule et qu'il faut être très près pour en être atteint.

L'air agité d'un bal ne paraît pas le véhiculer.

Ces treize enfants furent envoyés à la Charité. Je me demandai alors si le sujet contaminateur était compris dans ce lot, où si étant un cas fruste ou léger, il restait tranquillement chez lui prêt à provoquer l'explosion de nouveaux foyers.

Je résolus de m'en rendre compte. Pour cela, il fallait écouvillonner tous les enfants de toutes les écoles.

Je demandai à y être autorisé. L'autorisation me fut accordée. Je commençai par l'école de filles qui avait été le point de départ de l'épidémie.

74 enfants furent examinés par M. Mérieux. 3 présentaient des bacilles forme longue — la forme la plus virulente. 1 présentait la forme moyenne.

45 n'avaient que des bacilles courts. Quant à ces derniers la virulence en est actuellement très discutée (Pour les uns elle est très atténuée, pour les autres elle n'existe pas et le bacille n'aurait rien de commun avec la diphtérie).

Nous ne tiendrons compte dans nos observations que des bacilles longs et moyens, c'est-à-dire des bacilles manifestement virulents.

Un cobaye fut inoculé avec l'une des 3 cultures les plus virulentes et succomba en 36 heures, présentant tous les signes de l'infection diphtérique : Œdème au point inoculé, dilatation congestive des capsules surénales.

Je fus alors obligé de suspendre mes recherches, car les frais nécessités par ce premier essai effrayèrent l'autorité préfectorale, très favorable au principe, mais qui ne disposait pas de crédits suffisants.

Bien qu'incomplètes, ces recherches m'avaient démontré que le bacille très virulent pouvait vivre chez certains sujets sans provoquer d'accidents, et ces sujets réfractaires à la culture restaient dangereux pour les autres, d'autant plus dangereux qu'ignorés.

Bard l'avait déjà soupçonné avant les recherches bactériologiques.

L'examen bactériologique de tous les enfants d'une école présente donc de grands avantages, puisqu'il permet de déceler les enfants porteurs de bacilles sans membranes.

Ces avantages les voici :

1° En éloignant les enfants qui présentent des formes virulentes, on diminue les chances de propagation de la maladie.

2° On peut, en toute sécurité, maintenir à l'école les enfants qui ne présentent pas de bacilles ; le licenciement n'a plus de raison d'être.

3° Les familles sachant leurs enfants surveillés ne seront plus prises de panique, et les maîtres n'auront pas à déplorer de voir leurs écoles se vider.

Jusqu'à présent, qu'a-t-on fait pour enrayer les épidémies de diphtérie ?

Préoccupé de cette idée, que la diphtérie se propageait par les fausses membranes laissées en contact avec les linges et les meubles ayant servi aux malades et les bacilles véhiculés par l'air, on préconisait la désinfection non seulement de ces objets, mais encore de tous les locaux habités par les malades.

Sans doute, il n'est pas indifférent de stériliser les linges et la literie des malades, mais il était à prévoir, d'après tout ce que nous avons dit, que cette mesure n'atteignait pas dans sa source l'agent de la contagion.

D'ailleurs, j'ai vu de près toutes les désinfections qui ont été faites dans notre région, et j'ai observé et signalé chaque fois la réapparition à brève échéance de la diphtérie.

Je l'ai même plusieurs fois prédite, et j'ai pu avec raison, dans un de mes rapports, écrire cette boutade : « la diphtérie se rit de la désinfection » — voulant simplement dire par là qu'en désinfectant, on ne tenait pas compte de tous les éléments de la question — on négligeait les plus importants.

Continuons de désinfecter avec soin, sutout le linge des

malades, mais étendons et varions nos moyens de défense. A chaque maladie contagieuse, il faut opposer des moyens appropriés.

Pour combattre la petite vérole, la désinfection a son utilité, mais il ne viendrait à l'idée de personne aujourd'hui de se contenter de ce moyen pour enrayer une épidémie de variole, si facilement arrêtée par la vaccination et les revaccinations.

Les injections préventives de sérum antidiphtérique, en temps d'épidémie de diphtérie, seraient certainement très indiquées. Mais allez donc proposer à toute une population menacée de diphtérie, de se faire injecter du sérum de Roux ! Il n'y faut pas songer. Il faut réserver ce moyen très utile pour les épidémies familiales.

La revaccination, cette opération si anodine et si efficace contre la petite vérole, entre elle-même difficilement dans nos mœurs, et il a fallu une loi pour l'imposer dans nos écoles. Combien serait-il plus difficile de faire accepter les injections préventives de sérum dans la diphtérie.

Il faut trouver autre chose.

Nous avons cité des exemples de contagiosité par des cas frustes et surtout par des convalescents que l'on trouve à l'origine de toutes les épidémies. Pour prévenir celles-ci, que faut-il donc ?

Il faut surveiller les convalescents et rechercher les cas frustes, et pour cela il faut que :

1º Les enfants atteints de diphtérie, et en apparence guéris, ne puissent rentrer dans les écoles et prendre contact avec leurs camarades qu'après un examen bactériologique qui aura démontré leur innocuité.

2º Il faut que, toutes les fois qu'un cas nouveau se présentera dans une école, on recherche systématiquement le bacille chez tous les enfants de l'école et les parents de l'enfant, et qu'on tienne éloignés de l'école tous ceux chez lesquels on le trouvera.

Dans ce but, il y a deux ans, nous demandions d'être autorisé à faire faire des cultures des mucosités de la gorge et du nez de tous les convalescents de diphtérie et de tous les enfants des écoles où s'étaient produits des cas de cette maladie.

A la suite de cette démarche, il fut décidé que le service de la diphtérie à la Charité serait chargé de la surveillance des convalescents. Mais tous les malades n'étaient pas envoyés à la Charité.

Et la surveillance des écoles n'était pas satisfaite par cette mesure.

Les choses allèrent cependant ainsi pendant quelques mois, je passe sur les mille et une difficultés qui furent soulevées à l'occasion des subsides indispensables.

Enfin, grâce à la persévérance de M. le Docteur Pic, médecin en chef du service départemental des épidémies, nous fûmes autorisé à rechercher nous-même le bacille et à faire faire nos cultures au laboratoire de M. Mérieux.

Sur ces entrefaites, un nouveau cas de diphtérie se présenta à l'école libre des garçons, j'obtins l'autorisation d'écouvillonner tous les enfants. Il est encore vrai que c'est à titre exceptionnel, car les crédits sont limités.

Nous avons été étonné de trouver des bacilles chez les deux cinquièmes des cas examinés.

Tous ne présentent pas la même virulence, et chez la plupart, comme dans l'école de Saint-Germain citée plus haut, nous n'avons trouvé que chez quatre enfants des bacilles moyens, un seul présentait des formes longues.

Ces deux dernières formes, je le répète, sont les plus virulentes, et jusqu'à plus ample informé, nous les considérons en pratique comme seules virulentes. J'ai demandé l'éloignement momentané de l'école de ces cinq enfants.

Déjà, dans l'épidémie antérieurement observée à Saint-Germain, j'avais, dans les mêmes proportions, observé des cultures virulentes, dont les porteurs avaient été éloignés de l'école jusqu'à stérilisation de la gorge, et je crois qu'en procédant ainsi, j'avais contribué dans une large mesure à enrayer l'épidémie.

Je crois, Messieurs, très sincèrement, que c'est en procédant ainsi, que nous pourrons mettre fin à ces épidémies de diphtérie, qui durent souvent quinze mois, deux et trois ans, et qui, à peine éteintes sur un point, renaissent sur un autre, sans que la plupart du temps on puisse saisir le contage, cause du premier cas observé, ce qui lui donne un faux air de génération spontanée.

Avant les inoculations du sérum de Behring et de Roux, la diphtérie présentait une plus grande gravité, puisque, abandonnée à elle-même, elle tendait plus souvent à prendre la forme croupale. Elle était presque toujours mortelle. Pendant la maladie, l'isolement est facile, tout le monde fuit la maison contaminée. Si le malade succombe, la contagion n'est plus possible. Ainsi s'expliquait, il y a quelques années à peine, la rareté des épidémies de diphtérie.

Aujourd'hui nous voyons, grâce à l'emploi du sérum, les convalescents en grand nombre revenir prématurément dans leurs familles et se répandre dans les écoles, où ils deviennent le point de départ de foyers épidémiques nouveaux.

Il n'est pas douteux que le sérum, tout en sauvant le malade, contribue à propager la maladie. Mais aujourd'hui nous sommes édifiés sur tous ces faits, et nous savons quelle digue opposer au flot montant de la diphtérie.

C'est par la recherche et la poursuite obstinée du bacille de Löffler, partout où on a lieu de soupçonner son existence, c'est à-dire où il est, dans la gorge et le nez, d'où il s'échappe comme d'une source (1). Mais pour cela il faut de l'argent, beaucoup d'argent.

---

(1) Les enfants que j'ai tenus éloignés de l'école ont vu leurs bacilles diparaître en quinze jours, sous l'influence de gargarismes et de pulvérisations d'eau oxygénée à deux volumes, obtenue par la solution du perborate de soude dans de l'eau bouillie à 25/1000.

Avant l'usage de ce moyen de désinfection, les bacilles persistaient souvent plusieurs mois chez certains sujets qui restaient ainsi des plus dangereux.

Ce moyen est particulièrement recommandable par son innocuité. Je l'ai fait afficher dans toutes les écoles et l'ai conseillé aux familles comme moyen prophylactique.

M. le Docteur Pic en a obtenu un peu. Il a pu, grâce à une légère subvention de la Préfecture, obtenir l'organisation d'un service bactériologique qui ne demande qu'à grandir, et fournira bientôt la preuve de son utilité.

J'espère que les notions que je viens d'exposer feront leur chemin auprès des médecins, dans le public, et aussi auprès des corps élus qui tiennent les cordons de la bourse.

J'espère qu'elles contribueront à vous faire comprendre et admettre la nécessité de tenir éloignés des écoles et des ateliers les porteurs, même sans membranes, du bacille de Löffler.

J'espère aussi que la recherche systématique du bacille de la diphtérie deviendra une mesure sociale aussi populaire que la vaccination du premier âge.

Il faut, Messieurs, donner une grande publicité à ces notions nouvelles.

Il faut faire accepter par le public et les autorités cette notion, que la désinfection des linges et des objets qui ont servi aux malades, et *qui n'est pas suivie de l'isolement et de la désinfection des porteurs de bacilles,* est une mesure illusoire; je dis plus, je dis qu'elle est nuisible, car, en omettant l'essentiel, on ne peut enrayer l'épidémie, et l'on déconsidère la médecine et les médecins en donnant aux populations une fausse sécurité toujours démentie.

Quand ces idées seront appliquées partout, la diphtérie, qui laisse souvent derrière elle des traînées de larmes, sera bien près de disparaître.

Et, s'il m'est donné d'assister à la venue de ces temps nouveaux, je me réjouirai d'y avoir contribué pour une petite part.

Je crois savoir, Messieurs, qu'une demande de crédit sera adressée au Conseil général pour l'application de ces idées. Je ne doute pas que cette assemblée si éclairée ne la vote. En ce faisant, elle s'honorera et honorera la République, qui a porté si haut le souci de l'hygiène.

LYON. — ASSOCIATION TYPOGRAPHIQUE LYONNAISE, RUE DE LA BARRE, 12. — F. PLAN, DIRECTEUR.